MÉMOIRE

SUR

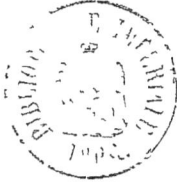

QUELQUES TROUBLES

DU

MOUVEMENT, DE LA SENSIBILITÉ, DE L'INTELLIGENCE

CHEZ DES CATALEPTIQUES.

PAR

Le Docteur E. GÉRARD,

Médecin du Bureau de Bienfaisance de la ville de Beauvais

AMIENS

Imprimerie et Lithographie E. CAILLAUX, place Périgord, 3.

1868.

DE QUELQUES PERTURBATIONS

DE LA SENSIBILITÉ, DU MOUVEMENT ET DE L'INTELLIGENCE

CHEZ DES CATALEPTIQUES

Je n'ai pas l'intention, dans les lignes qui vont suivre, de faire l histoire de la Catalepsie, mais bien de rendre compte de quelques phénomènes peu connus, que j'ai observés chez divers malades, traités par moi, pendant un temps assez considérable pour me permettre de suivre les transformations de la maladie, depuis le summum d'intensité jusqu'à la guérison

J'ai eu l'occasion, bien rare pour un médecin, de rencontrer un cataleptique, homme, et trois cataleptiques, femmes, depuis le commencement de ma pratique, et c'est à l'aide de ces quatre malades que je vais exposer les divers troubles que j'ai pu reconnaître dans le mouvement, la sensibilité et l'intelligence, avec des circonstances mal connues jusqu'à nos jours

Lorsqu'il s'agit d'étudier des troubles aussi étranges des fonctions vitales et intellectuelles, il ne faut pas se borner à observer les malades au moment de l'accès, mais il est indispensable de connaître la vie de ces malades, leurs antécédents ; il faut interroger tous ceux qui vivent avec eux, s'identifier, pour ainsi dire, à leurs souffrances, puis les suivre longtemps et les traiter pour les maladies accidentelles qui les atteindront plus tard

Ceux que j'ai soignés ort guéri presque sans médicaments : des toniques, quelques purgatifs pour débarrasser les voies digestives ; une médication destinée à relever les forces, le changement de position, de profession, les modifications apportées par la puberté, telles ont été les causes de la guérison qui n'a pas été entravée par des drogues.

La maladie a été dirigée, comme je l'indiquerai plus bas : c'est-à-dire que les accès ont été suspendus, amoindris, et se sont éteints peu à peu, et c'est pendant une période de huit années que j'ai vu la transformation s'opérer, la catalepsie modifiée, méconnaissable, suivant qu'elle était générale ou locale ou partielle, portant sur les appareils du mouvement ou de la sensibilité, sur les viscères splanchniques, ou sur l'intelligence

Troubles du Mouvement.

Il me paraît superflu de décrire les accès de catalepsie dans lesquels il y a impossibilité de mouvement de la part du malade, et mouvement possible par l'action d'une main étrangère.

Les attaques que j'ai observées peuvent se diviser en :

1° Attaques completes ou générales.

2° Attaques partielles, portant sur la moitié du corps par exemple, ou ne présentant pas les symptômes de celles de la 1re forme.

Les grandes attaques étaient généralement multiples, accompagnées, ou plutôt précédées d'accès tétaniques, de convulsions avec renversement du tronc en arrière : une, deux, trois attaques tétaniques se produisaient, durant chacune de 7 à 15 minutes, et séparées par un intervalle variable, et ces crises terminées ou amoindries par les moyens dont je parlerai plus bas, étaient suivies de la catalepsie. Comme le malade était généralement sur son lit, il fallait être prévenu pour bien se rendre compte de l'invasion de la crise, et constater l'impossibilité du mouvement volontaire, et la possibilité de placer les membres dans des positions souvent singulières.

La Catalepsie durant un temps variable, les membres se relâchaient, et la crise disparaissait peu à peu.

Alors le corps était brisé de fatigue, et un froid intense se faisait sentir dans tout l'organisme.

Deux fois j'ai constaté que la moitié du corps est restée en paralysie, et cette paralysie a persisté, une fois, jusqu'au sortir du sommeil après la nuit qui suivit l'attaque, une autre fois jusqu'à une nouvelle attaque générale avec laquelle elle disparut.

Une attaque de catalepsie générale a pu également se produire sans être précédée de l'accès tétanique, et la crise a été subite, de manière a laisser la malade dans la position où elle se trouvait au commencement de l'accès.

Diverses formes de catalepsie se sont produites chez une de mes malades.

1° La crise a été violente ; les membres raidis comme par une force intérieure contre laquelle il faut lutter, sont déplacés avec une grande difficulté et gardent les situations qu'on leur fait prendre, — puis la raideur diminue et la catalepsie est comme à l'ordinaire.

2° L'attaque de catalepsie prend d'emblée ; vous soulevez un membre, il est déplacé avec la plus grande facilité, on dirait qu'il est plus léger qu'à l'état normal.

3° Un dernier cas s'est présenté ; soit d'emblée, soit à la fin des grands accès ;

Vous soulevez un membre, vous le laissez libre, il retombe comme s'il n'y avait pas de crise ; mais si en soulevant le membre, vous lui imprimez une forte secousse, la catalepsie et la raideur se produisent et le membre garde la position donnée.

De là trois cas différents, et que je désignerai sous les noms impropres, n'en trouvant pas d'autres, de *Catalepsie raide*. — *Catalepsie ordinaire*. — *Catalepsie molle*. — Cette mollesse et cette flaccidité des muscles est remplacée par l'état du 1er ou du 2me degré, par une forte secousse.

Durée. Les attaques que j'ai pu observer ont eu une durée variable.

J'ai vu des accès qui n'ont duré que quelques minutes, d'autres des heures et des jours.

Dans une attaque, à laquelle je n'ai pu assister, la malade m'a rapporté qu'il y avait eu sur la peau, aux seins, aux bras, des plaques noires ; il n'a pas été possible de savoir si on devait les attribuer à l'asphyxie, ou à des coups involontaires, pendant l'accès tétanique qui avait précédé l'accès de catalepsie.

La perte de connaissance a été de quatre jours. La plus longue que j'ai vue a duré de 7 heures du matin à 7 heures du soir.

Troubles de la Sensibilité.

Les fonctions sensitives sont troublées également, et l'usage des sens est tout-à-fait aboli dans les attaques générales. Ils deviennent complètement insensibles à leurs excitants naturels. L'œil ne peut plus apprécier les objets, l'oreille ne perçoit plus les sons, le nez les odeurs, la bouche les saveurs, et le toucher ne permet pas d'apprécier les formes.

Mais hors des attaques, j'ai observé un phénomene particulier chez trois malades, dont deux cataleptiques, la troisieme hystérique, et ayant présenté un sommeil léthargique d'une durée de six jours ; c'est l'influence des couleurs et de certains corps sur le toucher.

La première ne pouvait poser les mains sur une étoffe ou un corps quelconque de couleur rouge, sans être prise d'agitations, de tressaillements nerveux qui auraient été suivis d'une attaque de nerfs, si on avait insisté sur le contact. Elle ne pouvait s'asseoir sur un fauteuil recouvert en velours rouge, ou se coucher dans un lit orné de rideaux rouges. Ce ne fut qu'après la guérison de la catalepsie que cette couleur fut tolérée. Non seulement elle put supporter les mêmes étoffes, mais le rouge devint une couleur de prédilection.

Sur la deuxième cataleptique, c'était le contact des corps doux, tels que le velours, les éponges, les feutres, les étoffes très-fines qui produisaient un agacement suivi d'une attaque de nerfs, si on insistait.

Chez la troisième, (hystérique), la couleur bleue était l'objet d'une répulsion instinctive. Cette jeune malade, modiste de profession, était en malaise, chaque fois qu'elle était obligée d'employer des étoffes soieries, rubans de cette couleur. Elle fut sur le point de perdre connaissance dans une circonstance où elle était assise derrière une personne qui portait un bonnet à rubans bleus, qu'elle avait constamment devant les yeux.

La chaleur générale a été légèrement modifiée : sur une malade l'accès était suivi d'un sommeil réparateur ; chez une autre un froid accompagné de tremblement envahissait l'organisme et la malade paraissait refroidie par un fluide venant du dehors et qui semblait glacer tout son être.

La digestion n'a jamais été troublée : mais je dois dire que la cause première des attaques de catalepsie chez une des malades que j'ai soignée, venait des organes de la digestion. Le premier effet a été un œsophagisme qui résista à tous les traitements : la difficulté d'avaler quoique ce soit a été le premier symptôme du dérangement de la sante. (13 ans, pas de menstruation). Toutes les matières qui allaient être avalées, etaient rejetées et comme renvoyées du fond de la gorge par une force extraordinaire. On vit bientôt se développer des accès nerveux venant à heures fixes. L'accès prenait par un cri de coq très-singulier et alors le tronc, les membres, étaient saisis d'un tremblement général, qui durait quelques minutes : le renversement en avant et en arrière était souvent très-violent, puis la malade retombait pour ainsi dire sans forces : un soupir profond annonçait la fin de la crise, et c'est à ce moment que la catalepsie apparaissait. L'intelligence était abolie pendant l'acte convulsif et ne revenait qu'après la disparition de la catalepsie.

Cette malade guérit complètement : le cathétérisme dissipa la contraction de l'œsophage et le traitement par l'électricite et les toniques eut un heureux résultat.

Effets de l'Électricité.

Un phénomène très-remarquable que j'ai étudié dans le cours des traitements, c'est l'influence de l'électricité.

Je distinguerai les résultats que j'ai obtenus en deux ordres :

1° Action de l'électricité dans l'état cataleptique ;

2° Action dans l'état de veille.

Toutes les fois qu'un membre était saisi par l'accès, que la raideur

était complète et immobilisait le membre, si les deux conducteurs d'une machine magnéto-électrique ou électro-galvanique étaient appliqués sur chaque extrémité du membre, le courant ne déterminait d'abord qu'un léger tremblement musculaire, peu à peu la contraction devenait plus considérable, et enfin le retour graduel des mouvements était suivi du retour de la sensibilité. En un mot, l'électricité détruisait la catalepsie naturelle, et il était dès lors impossible à la malade de supporter l'action d'une machine portée à son maximum d'intensité au commencement de l'experience.

Dans l'état de veille le courant le plus faible ne pouvait être enduré sans déterminer une douleur notable. Une de mes malades vint à entrer dans mon cabinet, quelques instants apres qu'une machine électrique avait fonctionné un certain temps. L'air était saturé d'électricité et le séjour dans un milieu où l'électricité abondait produisit des accidents nerveux, des mouvements convulsifs qui ne disparurent que lorsque la machine fut emportée de l'appartement bien qu'elle ne fonctionnât plus depuis l'entrée de la malade. Pour mieux me rendre compte de cet incident imprévu, et qui ne pouvait par conséquent être imputé à l'imagination d'une malade qui ignorait la présence de cet appareil galvanique, je remis la machine en activité, et l'état nerveux réapparut aussitôt.

De plus, si on approchait les deux conducteurs vis-à-vis de la malade, elle se reculait violemment pour échapper à l'action de l'électricité qui semblait la repousser. Je m'étais servi quelques mois auparavant d'une machine magnéto-électrique : j'avais obtenu également l'arrêt de la catalepsie, mais je n'avais pas remarqué les effets que je viens de noter sans le contact.

Ces diverses expériences ont été répétées bien des fois avec les mêmes résultats.

Je terminerai cette observation de l'influence de l'électricité artificielle par la narration d'un autre phénomène inconnu jusqu'ici :

Un soir de l'année 1859, je fus appelé auprès de la malade dont je viens de parler, et que je trouvai en proie à une agitation extraordinaire sans cause connue. Bientôt se produisirent des accès tétaniques, suivis d'accès de catalepsie, de durée variable. La crise nerveuse était à peu près terminée lorsqu'une personne entra dans la chambre et annonça qu'un incendie s'était déclaré vers le nord de la ville.

Curieux de connaître le lieu du désastre, je descendis dans la rue, pour examiner la lueur rouge qui éclairait le ciel du côté indiqué, mais je reconnus immédiatement que l'apparence sinistre du ciel n'était pas le résultat d'un incendie, mais bien l'effet d'un de ces orages magnétiques et électriques du Pôle Nord, connus sous le nom d'aurores boréales.

Je me rappelai les divers faits que j'avais eu l'occasion d'observer et je conclus que l'aurore polaire avait été la véritable cause de la révolution nerveuse à laquelle je venais d'assister.

De plus je me rendis le lendemain chez tous les malades que je traitais à cette époque pour des affections nerveuses, et je constatai que tous les organismes sensibles aux variations de l'atmosphère, aux effets des orages, du tonnerre, avaient éprouvé un malaise général très-intense et sans cause connue dans la soirée de la veille.

Depuis je n'ai pu constater un second résultat analogue Mais il n'est pas étonnant que cette aurore polaire dont tous les journaux de l'époque ont constaté l'influence sur les boussoles jusqu'en Italie, ait retenti sur certains malades, et en particulier sur ceux dont la constitution nerveuse était plus sensible aux actions électro-magnétiques.

Chez la malade atteinte d'œsophagisme, lorsqu'il y avait des orages, la catalepsie survenait au premier coup de foudre ; le même accident se produisait à un grand bruit inattendu, à un roulement de tambour...

Troubles de l'Intelligence.

Il serait bien difficile de faire en quelques pages l'histoire des troubles de l'intelligence pendant et après la catalepsie. Néanmoins je vais essayer de donner un aperçu de certains faits que j'ai eu l'occasion d'observer : il faudrait, pour être complet, passer en quelque sorte en revue toutes les facultés intellectuelles, les prendre l'une après l'autre pour faire voir la variété des troubles qu'on peut rencontrer, et on trouverait tous les degrès depuis le maximum jusqu'au minimum de toutes les facultés.

J'ai observé des troubles de l'intelligence dans trois conditions principales :

1° Pendant l'accès

2° Après l'accès.

3° Dans l'état de veille, en pleine santé sans accès.

1° Pendant l'accès.

L'intelligence est complètement suspendue et si les auteurs ont rapporté quelques cas de mémoire ou de perception des sens, c'est que l'accès était dans son déclin.

Ainsi j'ai vu l'intelligence revenir peu à peu à la fin des crises, ou par des moyens artificiels. — La malade est plongée dans l'insensibilité absolue ; des accès tétaniques ont lieu. Pour arrêter ces attaques, j'avais recours à un moyen très-simple qui m'a constamment réussi chez une malade, et a toujours échoué chez les autres.

Je versais du chloroforme sur des mouchoirs et je les appliquais au creux de l'estomac, aux extrémités, à la région du cœur ; au fur et à mesure que le chloroforme en se volatilisant pénétrait les tissus, les muscles se détendaient et je m'aperçus un jour que la voix du médecin, qui n'était pas entendue quand j'agissais ur les membres supérieurs, l'était distinctement quand je touchais les membres inférieurs ou le creux de l'estomac.

Je pus dès lors me faire comprendre et obtenir des réponses par des mouvements très-légers des lèvres · quelques instants après, les mouvements devenaient plus prononcés, et la langue finissait par remuer peu à peu ; enfin la prononciation avait lieu et les sens reprenaient leurs fonctions alors que le tronc et les membres n'avaient rien perdu de leurs propriétés cataleptiques

Lorsque l'attaque était simple, que le tétanos n'était pas venu compliquer, le chloroforme devenait inutile, et je me bornais à appliquer la main au creux de l'estomac. J'étais certain de voir remuer les lèvres en réponse à une question posée ; la détente survenait et en faisant des frictions légères sur la face, sur la tête, je ramenais successivement l'intelligence et le souvenir.

J'ai constaté que le même moyen réussissait pour faire parler certains individus plongés dans le sommeil chloroformique pendant des opérations, et qu'on pouvait ainsi diriger leur conversation.

2° Après l'accès.

Le retour de l'intelligence n'était pas seulement la cessation de l'engourdissement de la mémoire, de la volonté, de la conscience, c'était plutôt parfois un réveil accompagné de propriétés nouvelles des plus remarquables. Au début de cette phase, les malades avaient encore les membres et le tronc raidis par la catalepsie : mais bientôt l'intelligence prenait un développement qui dépassait les limites ordinaires.

Il semblait que l'âme dominait complètement ce corps qui ne lui obéissait plus il n'y a qu'un instant, et qu'en échange du sommeil de mort dans lequel elle était plongée pendant l'attaque, elle acquérait plus d'energie, plus de volonté, plus de perspicacité ; grossissant les objets ou les événements, ou les rapprochant comme l'œil humain avec le télescope, elle expliquait par les faits passés, les faits présents et futurs.

Que d'expériences à refaire, à développer, à contrôler.

Le noctambulisme accompagnait souvent la fin des accès ; plus d'une fois je suivis cette dernière période, et je vis la malade s'occuper des soins ordinaires du ménage, et souvent elle retrouvait dans cet état des objets perdus ou égarés, qu'elle n'avait pu découvrir dans l'état de veille.

Je signalerai ces accès de mémoire pendant ce sommeil cataleptique ; cette faculté devenait prodigieuse, la vie tout entière se déroulait devant la malade ; au jour voulu, à l'heure fixe, elle revoyait les événements avec une précision vraiment remarquable ; elle pouvait à son gré remonter aussi loin que le souvenir le permet dans la vie actuelle, sans oublier la plus petite particularité des événements.

J'ai assisté bien des fois à des accès de loquacité, ou à la reproduction de conversations qui avaient eu lieu quelques années auparavant, et qui étaient reprises avec toute l'exactitude possible. La malade attendait les réponses : elle continuait toute la conversation qui lui était personnelle, et semblait laisser le temps, à un interlocuteur invisible, de répondre à sa phrase.

Si pendant cet état, on venait à jouer dans l'appartement des morceaux de musique des grands maîtres, la figure exprimait les sentiments des mélodies et il semblait que la phrase musicale était comprise avec une intelligence bien supérieure, et que la composition faisait vibrer des cordes intérieures insensibles dans l'état normal. Dans ce sommeil, les malades sont capables d'actes impossibles à exécuter dans l'état de veille ; chez la jeune fille atteinte d'œsophagisme, il était très-difficile de distinguer la transition qu'indiquait d'abord le cri de coq qui disparut en peu de temps. Plus tard on ne savait quand commençait ou finissait l'accès, si ce n'est par les actes accomplis. — Entrez chez cette malade, demandez-lui de se lever, de boire, de manger, d'écrire, de coudre, et vous n'obtiendrez que des efforts inutiles.

Si la crise survient, vous la verrez immédiatement prendre des aliments sans difficulté, écrire, lire à haute voix, se livrer à un travail de couture ou de broderie bien au-dessus de son âge ; l'intelligence est décuplée. Si un étranger survient, la conversation s'engage, pour être subitement interrompue par la fin de la crise ; la malade reste étonnée de la visite de la personne avec laquelle elle vient de converser.

En général le souvenir de l'accès est aboli ; cependant j'ai constaté souvent le retour de la mémoire, lentement, soit après plusieurs jours, ou même plusieurs mois.

Voix et parole.

Une perturbation très-singulière que j'ai observée, c'est la répétition des paroles prononcées devant la malade.

Ainsi par exemple, une attaque de catalepsie a eu lieu, la loquacité commence, et des hallucinations se produisent ; si pendant le cours de ces visions, une question est adressée par une des personnes présentes, la malade répète textuellement la demande autant de fois qu'on la répétera et devient une machine télégraphique à répétition dont on ne peut rien tirer jusqu'à ce que la crise prenne une autre direction.

Il m'a paru aussi que dans certains accès, celui des assistants qui interroge ne sera entendu et n'obtiendra de réponse qu'après avoir touché la malade au creux de l'estomac ou après s'être mis en communication avec celui qui touche cette partie.

Il suffit parfois de toucher la main, et non plus le creux épigastrique, et une fois la main en contact, la communication reste établie et les paroles peuvent être perçues ; ces expériences étaient du reste déjà connues.

Hallucinations. — Illusions.

J'ai constaté des hallucinations des sens, surtout après des accès tres-intenses débutant par le tétanos. La catalepsie, la léthargie survenaient successivement et ensuite l'extase, c'est-à-dire la contemplation de visions terribles ou splendides dont les impressions se reflétaient sur le visage en lui donnant un cachet de terreur ou d'admiration.

La malade chez laquelle j'ai pu observer ces hallucinations, a pu garder le souvenir des visions qu'elle a eues et les décrire depuis cette époque pour compléter l'idée que s'en étaient faite les témoins nécessaires à la maintenir dans ses accès.

La crise a toujours débuté par une hallucination d'un caractère terrible, et où tous les sens étaient affectés. La vue, l'ouïe, l'odorat, le goût, le toucher étaient tour à tour éprouvés, et je ne saurais rendre ici toutes les scènes horribles qui se déroulaient sous les yeux de la voyante, scènes qui du reste n'avaient rien d'invraisemblable, et semblaient symboliques plutôt que fantastiques. Pendant les visions funebres, il fallait trois ou quatre personnes pour soutenir la malade, l'empêcher de se jeter par les fenêtres ou de se heurter contre les murs sous l'impulsion de la frayeur et du dégoût

La scene changeait bientôt, et dans la deuxième phase de l'hallucination, c'était l'extase, la contemplation de scenes d'une grandeur inconnue à nos intelligences ; les sons les plus harmonieux d'une musique lointaine, les odeurs les plus suaves, le mirage des régions splendides, et l'ascension dans les bras d'êtres invisibles, qui semblaient, génies mystérieux, enlever de son lit de douleur la malade ranimée par les merveilleuses visions.

Puis tout disparaissait, le sommeil survenait peu à peu, et avant de rentrer dans l'état normal, la malade avait conscience de ce qui l'entourait, de ce qu'elle venait de voir, et recommandait surtout de ne pas lui répéter ce qu'elle avait raconté, disant qu'elle s'en souviendrait peu à peu, mais qu'elle serait trop violemment frappée, et qu'elle pourrait rester folle de ces vives impressions

D'autres fois l'hallucination prenait une autre forme. Ainsi, la malade avait dans sa chambre un tableau représentant une grande reine morte sur l'échafaud. Sous cette influence la vision s'est produite d'une manière toute spéciale, et c'est avec la plus grande peine que je me débarrassai des étreintes de la malade qui me prenant pour le bourreau, voulait m'étrangler. Elle se croyait être Marie-Antoinette et sentait autour de son cou la fraîcheur du sang qui coulait après la décapitation. J'eus beaucoup de peine à faire disparaître cette terrible vision. D'autres fois l'illusion portait sur des personnages qui avaient vécu dans le siècle dernier; et ce qu'il y avait de particulier dans ces crises, c'est le changement qui survenait dans la voix et l'attitude.

L'hallucinée ne reconnaissait plus personne des assistants, adressait des paroles comme si elle était vivante en même temps que l'être imaginaire auquel elle s'était substituée, faisant des projets, racontant des histoires de ce temps où elle croyait exister, imitant les draperies, les coiffures de l'époque.

Dans d'autres accès, c'était la contemplation des régions éloignées, souvenir du jeune âge ou du pays de ses ancêtres, avec les particularités précises de ces régions lointaines dont elle décrivait les maisons, les animaux, les végétaux.

En buvant une tasse de thé, elle voyait la Chine, ses tours de porcelaines, ses plantations, etc., ou bien en mangeant quelques grains de raisins confits, elle se figurait manger les chasselas les plus savoureux.

Dans certaines crises, c'étaient des odeurs insupportables, provenant de fumigations invisibles, sulfureuses ou autres, qui amenaient des suffocations et des accès de toux convulsive qui ne s'apaisaient que lorsque l'odeur infecte était remplacée par celle de l'encens le plus pur ou le parfum des fleurs les plus agréables.

Ou bien encore c'était sur le sens du goût que se portait l'hallucination. Un breuvage dégoûtant résultat de la décomposition du sang humain, et de la pourriture d'un cadavre en apparence vivant, était présenté par un être invisible jusqu'à ce qu'il ait été avalé en entier ; on voyait l'hallucinée d'abord se refuser à cette épreuve nauséabonde, puis obéir à la force et les organes de la déglutition, fonctionner absolument comme s'ils étaient affectés désagréablement par une boisson répugnante.

Chez une malade hystérique dont les accès avaient débuté à la mort de sa mère, c'était une danse macabre qu'elle entrevoyait, ou bien des aliments préparés dans des crânes, et remués avec des os de morts que la malade repoussait au milieu de contorsions, et en lançant force salive aux êtres imaginaires qui lui offraient ces breuvages.

Une illusion que j'ai notée, et qui a duré quelques temps est celle de la grossesse. Les regles étaient supprimées, la malade percevait des symptômes spéciaux, éprouvait des nausées, voyait des enfants dans ses rêves, sentait des mouvements dans le ventre comme si en réalité un fœtus se développait.

Peu à peu ces symptômes disparurent J'ai observé aussi des illusions de l'ouie qui percevait des voix intérieures ou des voix extérieures. Des êtres invisibles venaient engager la conversation en langues étrangeres inconnues à la malade, et chose remarquable, cette conversation continuait un certain temps parfois fort long, comme si la malade comprenait les phrases que parfois elle répétait, et qui n'offraient qu'un assemblage de mots singuliers, n'appartenant à aucun idiome connu dans nos contrées.

Il serait trop long de passer en revue toutes les manies que j'ai observées, et qui heureusement étaient aussi rapidement dissipées qu'apparues, « Manie du larcin, manie ambitieuse, manie homicide, etc. »

On épuiserait le cercle des affections mentales si on voulait décrire

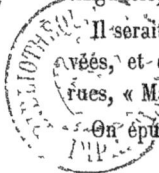

toutes les phases de la transformation de la maladie, et le retentissement de la catalepsie sur le cerveau. Je n'ai observé rien de spécial, si ce n'est que ces manies diverses n'avaient pas de durée, et qu'elles variaient suivant les lectures, les impressions, les projets, les conversations.

Je n'en dis pas davantage en ce moment. Je me borne à constater que les cataleptiques que j'ai observés sont pour ainsi dire des livres que la nature m'a permis de feuilleter pour y parcourir le cercle des maladies nerveuses et des maladies mentales.

C'est avec la bonne observation de cet ordre de malades que le médecin pourra bien comprendre les phénomènes qu'il est appelé à rencontrer et à combattre chaque jour dans des asiles spéciaux, à la condition de rassembler les pages éparses du livre pour en tirer des conclusions générales et préparer la voie aux hommes de l'avenir.

Le résultat auquel je suis arrivé est celui-ci : que le cataleptique est un malade complet qui présentera dans sa vie tous les phénomènes qu'on n'observera qu'en partie sur les hystériques, et pour arriver à une guérison réelle, la catalepsie passera par un certain nombre de symptômes de l'hystérie avec des formes plus ou moins accusées, depuis les grandes crises tétaniques, jusqu'à l'état nerveux le plus simple. L'hystérie ne serait pour ainsi dire qu'un diminutif de la catalepsie.

Les troubles de l'intelligence que j'ai pu observer spécialement, sont pour ainsi dire, le résumé de la folie, de ses diverses formes, avec les hallucinations, les illusions, les manies, la léthargie, le somnambulisme.

On peut encore dire que le cataleptique présente successivement et suivant le milieu dans lequel il se trouve, les symptômes de l'exaltation ou de la diminution des facultés intellectuelles et affectives, symptômes qui sont le partage des hautes intelligences et des grands génies, et aussi des malheureux plongés dans la léthargie morale et les ténèbres de la folie.

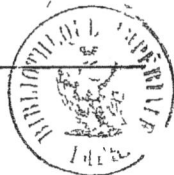

Amiens. — Imp. et Lith. Caillaux, place Périgord, 3.

www.ingramcontent.com/pod-product-compliance
Lightning Source LLC
Chambersburg PA
CBHW050422210326
41520CB00020B/6706